Libro di bordo del dolore

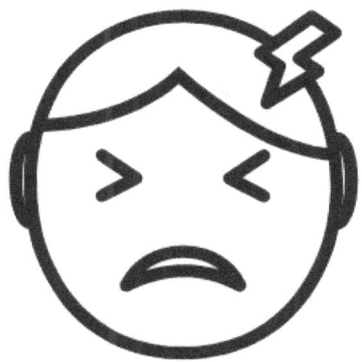

Questo libro appartiene a:

_____

_____

Questo libro di bordo registra date, energia, attività, sonno, livelli/area di dolore, pasti e molte altre cose utili.

Libro di bordo del dolore

Data :-		Lun	Mar	Mer	Gio	Ven	Sab	Dom

Area del dolore

Inizio	Fine		Sito del corpo	
Durata			Fronte	Retro
			Sinistra	Destra

Gravità									
1	2	3	4	5	6	7	8	9	10

Inizio	Fine		Sito del corpo	
Durata			Fronte	Retro
			Sinistra	Destra

Gravità									
1	2	3	4	5	6	7	8	9	10

Inizio	Fine		Sito del corpo	
Durata			Fronte	Retro
			Sinistra	Destra

Gravità									
1	2	3	4	5	6	7	8	9	10

Energia
☆ ☆ ☆ ☆

Attività
☆ ☆ ☆ ☆

Dormire
☆ ☆ ☆ ☆

Altri sintomi	Trigger	Misure di soccorso

Commenti

Libro di bordo del dolore

Data :-		Lun	Mar	Mer	Gio	Ven	Sab	Dom

Area del dolore

Inizio | Fine
Durata
Sito del corpo
Fronte | Retro
Sinistra | Destra

Gravità
| 1 | 2 | 3 | 4 | 5 | 6 | 7 | 8 | 9 | 10 |

Inizio | Fine
Durata
Sito del corpo
Fronte | Retro
Sinistra | Destra

Gravità
| 1 | 2 | 3 | 4 | 5 | 6 | 7 | 8 | 9 | 10 |

Inizio | Fine
Durata
Sito del corpo
Fronte | Retro
Sinistra | Destra

Gravità
| 1 | 2 | 3 | 4 | 5 | 6 | 7 | 8 | 9 | 10 |

Energia
☆ ☆ ☆ ☆ ☆

Attività
☆ ☆ ☆ ☆ ☆

Dormire
☆ ☆ ☆ ☆ ☆

Altri sintomi	Trigger	Misure di soccorso

Commenti

Libro di bordo del dolore

Data :-	Lun	Mar	Mer	Gio	Ven	Sab	Dom

Area del dolore

Inizio	Fine

Durata

Sito del corpo	
Fronte	Retro
Sinistra	Destra

Gravità									
1	2	3	4	5	6	7	8	9	10

Inizio	Fine

Durata

Sito del corpo	
Fronte	Retro
Sinistra	Destra

Gravità									
1	2	3	4	5	6	7	8	9	10

Inizio	Fine

Durata

Sito del corpo	
Fronte	Retro
Sinistra	Destra

Gravità									
1	2	3	4	5	6	7	8	9	10

Energia
☆ ☆ ☆ ☆ ☆

Attività
☆ ☆ ☆ ☆ ☆

Dormire
☆ ☆ ☆ ☆ ☆

Altri sintomi	Trigger	Misure di soccorso

Commenti

Libro di bordo del dolore

Data :-	Lun	Mar	Mer	Gio	Ven	Sab	Dom

Area del dolore

Inizio	Fine		Sito del corpo	
Durata			Fronte	Retro
			Sinistra	Destra

Gravità									
1	2	3	4	5	6	7	8	9	10

Inizio	Fine		Sito del corpo	
Durata			Fronte	Retro
			Sinistra	Destra

Gravità									
1	2	3	4	5	6	7	8	9	10

Inizio	Fine		Sito del corpo	
Durata			Fronte	Retro
			Sinistra	Destra

Gravità									
1	2	3	4	5	6	7	8	9	10

Energia
☆ ☆ ☆ ☆ ☆

Attività
☆ ☆ ☆ ☆ ☆

Dormire
☆ ☆ ☆ ☆ ☆

Altri sintomi	Trigger	Misure di soccorso

Commenti

Libro di bordo del dolore

Data :-		Lun	Mar	Mer	Gio	Ven	Sab	Dom

Area del dolore

Inizio	Fine

Durata

Sito del corpo

Fronte	Retro
Sinistra	Destra

Gravità									
1	2	3	4	5	6	7	8	9	10

Inizio	Fine

Durata

Sito del corpo

Fronte	Retro
Sinistra	Destra

Gravità									
1	2	3	4	5	6	7	8	9	10

Inizio	Fine

Durata

Sito del corpo

Fronte	Retro
Sinistra	Destra

Gravità									
1	2	3	4	5	6	7	8	9	10

Energia
☆ ☆ ☆ ☆ ☆

Attività
☆ ☆ ☆ ☆ ☆

Dormire
☆ ☆ ☆ ☆ ☆

Altri sintomi	Trigger	Misure di soccorso

Commenti

Libro di bordo del dolore

| Data :- | Lun | Mar | Mer | Gio | Ven | Sab | Dom |

Area del dolore

Inizio	Fine

Durata

Sito del corpo

Fronte	Retro
Sinistra	Destra

Gravità									
1	2	3	4	5	6	7	8	9	10

Inizio	Fine

Durata

Sito del corpo

Fronte	Retro
Sinistra	Destra

Gravità									
1	2	3	4	5	6	7	8	9	10

Inizio	Fine

Durata

Sito del corpo

Fronte	Retro
Sinistra	Destra

Gravità									
1	2	3	4	5	6	7	8	9	10

Energia
☆ ☆ ☆ ☆ ☆

Attività
☆ ☆ ☆ ☆ ☆

Dormire
☆ ☆ ☆ ☆ ☆

Altri sintomi	Trigger	Misure di soccorso

Commenti

Libro di bordo del dolore

Data :-	Lun	Mar	Mer	Gio	Ven	Sab	Dom

Area del dolore

Inizio	Fine

Durata

Sito del corpo	
Fronte	Retro
Sinistra	Destra

Gravità									
1	2	3	4	5	6	7	8	9	10

Inizio	Fine

Durata

Sito del corpo	
Fronte	Retro
Sinistra	Destra

Gravità									
1	2	3	4	5	6	7	8	9	10

Inizio	Fine

Durata

Sito del corpo	
Fronte	Retro
Sinistra	Destra

Gravità									
1	2	3	4	5	6	7	8	9	10

Energia
☆ ☆ ☆ ☆ ☆

Attività
☆ ☆ ☆ ☆ ☆

Dormire
☆ ☆ ☆ ☆ ☆

Altri sintomi	Trigger	Misure di soccorso

Commenti

Libro di bordo del dolore

Data :-		Lun	Mar	Mer	Gio	Ven	Sab	Dom

Area del dolore

Inizio	Fine

Durata

Sito del corpo	
Fronte	Retro
Sinistra	Destra

Gravità									
1	2	3	4	5	6	7	8	9	10

Inizio	Fine

Durata

Sito del corpo	
Fronte	Retro
Sinistra	Destra

Gravità									
1	2	3	4	5	6	7	8	9	10

Inizio	Fine

Durata

Sito del corpo	
Fronte	Retro
Sinistra	Destra

Gravità									
1	2	3	4	5	6	7	8	9	10

Energia
☆ ☆ ☆ ☆ ☆

Attività
☆ ☆ ☆ ☆ ☆

Dormire
☆ ☆ ☆ ☆ ☆

Altri sintomi	Trigger	Misure di soccorso

Commenti

Libro di bordo del dolore

Data :-		Lun	Mar	Mer	Gio	Ven	Sab	Dom

Area del dolore

Inizio	Fine		Sito del corpo	
Durata			Fronte	Retro
			Sinistra	Destra

Gravità									
1	2	3	4	5	6	7	8	9	10

Inizio	Fine		Sito del corpo	
Durata			Fronte	Retro
			Sinistra	Destra

Gravità									
1	2	3	4	5	6	7	8	9	10

Inizio	Fine		Sito del corpo	
Durata			Fronte	Retro
			Sinistra	Destra

Gravità									
1	2	3	4	5	6	7	8	9	10

Energia
☆ ☆ ☆ ☆ ☆

Attività
☆ ☆ ☆ ☆ ☆

Dormire
☆ ☆ ☆ ☆ ☆

Altri sintomi	Trigger	Misure di soccorso

Commenti

Libro di bordo del dolore

Data :-		Lun	Mar	Mer	Gio	Ven	Sab	Dom

Area del dolore

Inizio	Fine

Durata

Sito del corpo	
Fronte	Retro
Sinistra	Destra

Gravità									
1	2	3	4	5	6	7	8	9	10

Inizio	Fine

Durata

Sito del corpo	
Fronte	Retro
Sinistra	Destra

Gravità									
1	2	3	4	5	6	7	8	9	10

Inizio	Fine

Durata

Sito del corpo	
Fronte	Retro
Sinistra	Destra

Gravità									
1	2	3	4	5	6	7	8	9	10

Energia
☆ ☆ ☆ ☆ ☆

Attività
☆ ☆ ☆ ☆ ☆

Dormire
☆ ☆ ☆ ☆ ☆

Altri sintomi	Trigger	Misure di soccorso

Commenti

Libro di bordo del dolore

Data :-		Lun	Mar	Mer	Gio	Ven	Sab	Dom

Area del dolore

Inizio	Fine

Durata

Sito del corpo

Fronte	Retro
Sinistra	Destra

Gravità

1	2	3	4	5	6	7	8	9	10

Inizio	Fine

Durata

Sito del corpo

Fronte	Retro
Sinistra	Destra

Gravità

1	2	3	4	5	6	7	8	9	10

Inizio	Fine

Durata

Sito del corpo

Fronte	Retro
Sinistra	Destra

Gravità

1	2	3	4	5	6	7	8	9	10

Energia
☆ ☆ ☆ ☆ ☆

Attività
☆ ☆ ☆ ☆ ☆

Dormire
☆ ☆ ☆ ☆ ☆

Altri sintomi	Trigger	Misure di soccorso

Commenti

Libro di bordo del dolore

Data :-		Lun	Mar	Mer	Gio	Ven	Sab	Dom

Area del dolore

Inizio	Fine		Sito del corpo	
Durata			Fronte	Retro
			Sinistra	Destra

Gravità									
1	2	3	4	5	6	7	8	9	10

Inizio	Fine		Sito del corpo	
Durata			Fronte	Retro
			Sinistra	Destra

Gravità									
1	2	3	4	5	6	7	8	9	10

Inizio	Fine		Sito del corpo	
Durata			Fronte	Retro
			Sinistra	Destra

Gravità									
1	2	3	4	5	6	7	8	9	10

Energia
☆ ☆ ☆ ☆ ☆

Attività
☆ ☆ ☆ ☆ ☆

Dormire
☆ ☆ ☆ ☆ ☆

Altri sintomi	Trigger	Misure di soccorso

Commenti

Libro di bordo del dolore

Data :-		Lun	Mar	Mer	Gio	Ven	Sab	Dom

Area del dolore

Inizio	Fine

Durata

Sito del corpo

Fronte	Retro
Sinistra	Destra

Gravità

1	2	3	4	5	6	7	8	9	10

Inizio	Fine

Durata

Sito del corpo

Fronte	Retro
Sinistra	Destra

Gravità

1	2	3	4	5	6	7	8	9	10

Inizio	Fine

Durata

Sito del corpo

Fronte	Retro
Sinistra	Destra

Gravità

1	2	3	4	5	6	7	8	9	10

Energia
☆ ☆ ☆ ☆ ☆

Attività
☆ ☆ ☆ ☆ ☆

Dormire
☆ ☆ ☆ ☆ ☆

Altri sintomi	Trigger	Misure di soccorso

Commenti

Libro di bordo del dolore

Data :-		Lun	Mar	Mer	Gio	Ven	Sab	Dom

Area del dolore

Inizio	Fine

Durata

Sito del corpo

Fronte	Retro
Sinistra	Destra

Gravità									
1	2	3	4	5	6	7	8	9	10

Inizio	Fine

Durata

Sito del corpo

Fronte	Retro
Sinistra	Destra

Gravità									
1	2	3	4	5	6	7	8	9	10

Inizio	Fine

Durata

Sito del corpo

Fronte	Retro
Sinistra	Destra

Gravità									
1	2	3	4	5	6	7	8	9	10

Energia
☆ ☆ ☆ ☆ ☆

Attività
☆ ☆ ☆ ☆ ☆

Dormire
☆ ☆ ☆ ☆ ☆

Altri sintomi	Trigger	Misure di soccorso

Commenti

Libro di bordo del dolore

Data :-		Lun	Mar	Mer	Gio	Ven	Sab	Dom

Area del dolore

Inizio	Fine		Sito del corpo	
Durata			Fronte	Retro
			Sinistra	Destra

Gravità									
1	2	3	4	5	6	7	8	9	10

Inizio	Fine		Sito del corpo	
Durata			Fronte	Retro
			Sinistra	Destra

Gravità									
1	2	3	4	5	6	7	8	9	10

Inizio	Fine		Sito del corpo	
Durata			Fronte	Retro
			Sinistra	Destra

Gravità									
1	2	3	4	5	6	7	8	9	10

Energia
☆ ☆ ☆ ☆ ☆

Attività
☆ ☆ ☆ ☆ ☆

Dormire
☆ ☆ ☆ ☆ ☆

Altri sintomi	Trigger	Misure di soccorso

Commenti

Libro di bordo del dolore

Data :-		Lun	Mar	Mer	Gio	Ven	Sab	Dom

Area del dolore

Inizio	Fine

Durata

Sito del corpo

Fronte	Retro
Sinistra	Destra

Gravità									
1	2	3	4	5	6	7	8	9	10

Inizio	Fine

Durata

Sito del corpo

Fronte	Retro
Sinistra	Destra

Gravità									
1	2	3	4	5	6	7	8	9	10

Inizio	Fine

Durata

Sito del corpo

Fronte	Retro
Sinistra	Destra

Gravità									
1	2	3	4	5	6	7	8	9	10

Energia
☆ ☆ ☆ ☆ ☆

Attività
☆ ☆ ☆ ☆ ☆

Dormire
☆ ☆ ☆ ☆ ☆

Altri sintomi	Trigger	Misure di soccorso

Commenti

Libro di bordo del dolore

Data :-		Lun	Mar	Mer	Gio	Ven	Sab	Dom

Area del dolore

Inizio	Fine

Durata

Sito del corpo

Fronte	Retro
Sinistra	Destra

Gravità
1	2	3	4	5	6	7	8	9	10

Inizio	Fine

Durata

Sito del corpo

Fronte	Retro
Sinistra	Destra

Gravità
1	2	3	4	5	6	7	8	9	10

Energia
☆ ☆ ☆ ☆ ☆

Attività
☆ ☆ ☆ ☆ ☆

Dormire
☆ ☆ ☆ ☆ ☆

Inizio	Fine

Durata

Sito del corpo

Fronte	Retro
Sinistra	Destra

Gravità
1	2	3	4	5	6	7	8	9	10

Altri sintomi	Trigger	Misure di soccorso

Commenti

Libro di bordo del dolore

Data :-		Lun	Mar	Mer	Gio	Ven	Sab	Dom

Area del dolore

Entry 1

Inizio	Fine

Durata

Sito del corpo	
Fronte	Retro
Sinistra	Destra

Gravità									
1	2	3	4	5	6	7	8	9	10

Entry 2

Inizio	Fine

Durata

Sito del corpo	
Fronte	Retro
Sinistra	Destra

Gravità									
1	2	3	4	5	6	7	8	9	10

Entry 3

Inizio	Fine

Durata

Sito del corpo	
Fronte	Retro
Sinistra	Destra

Gravità									
1	2	3	4	5	6	7	8	9	10

Energia
☆ ☆ ☆ ☆ ☆

Attività
☆ ☆ ☆ ☆ ☆

Dormire
☆ ☆ ☆ ☆ ☆

Altri sintomi	Trigger	Misure di soccorso

Commenti

Libro di bordo del dolore

Data :-		Lun	Mar	Mer	Gio	Ven	Sab	Dom

Area del dolore

Inizio	Fine

Durata

Sito del corpo	
Fronte	Retro
Sinistra	Destra

Gravità									
1	2	3	4	5	6	7	8	9	10

Inizio	Fine

Durata

Sito del corpo	
Fronte	Retro
Sinistra	Destra

Gravità									
1	2	3	4	5	6	7	8	9	10

Inizio	Fine

Durata

Sito del corpo	
Fronte	Retro
Sinistra	Destra

Gravità									
1	2	3	4	5	6	7	8	9	10

Energia
☆ ☆ ☆ ☆ ☆

Attività
☆ ☆ ☆ ☆ ☆

Dormire
☆ ☆ ☆ ☆ ☆

Altri sintomi	Trigger	Misure di soccorso

Commenti

Libro di bordo del dolore

Data :-		Lun	Mar	Mer	Gio	Ven	Sab	Dom

Area del dolore

Inizio | Fine
Durata

Sito del corpo
Fronte	Retro
Sinistra	Destra

Gravità
1	2	3	4	5	6	7	8	9	10

Inizio | Fine
Durata

Sito del corpo
Fronte	Retro
Sinistra	Destra

Gravità
1	2	3	4	5	6	7	8	9	10

Inizio | Fine
Durata

Sito del corpo
Fronte	Retro
Sinistra	Destra

Gravità
1	2	3	4	5	6	7	8	9	10

Energia
☆ ☆ ☆ ☆ ☆

Attività
☆ ☆ ☆ ☆ ☆

Dormire
☆ ☆ ☆ ☆ ☆

Altri sintomi	Trigger	Misure di soccorso

Commenti

Libro di bordo del dolore

Data :-		Lun	Mar	Mer	Gio	Ven	Sab	Dom

Area del dolore

Inizio	Fine

Durata

Sito del corpo	
Fronte	Retro
Sinistra	Destra

Gravità									
1	2	3	4	5	6	7	8	9	10

Inizio	Fine

Durata

Sito del corpo	
Fronte	Retro
Sinistra	Destra

Gravità									
1	2	3	4	5	6	7	8	9	10

Inizio	Fine

Durata

Sito del corpo	
Fronte	Retro
Sinistra	Destra

Gravità									
1	2	3	4	5	6	7	8	9	10

Energia
☆ ☆ ☆ ☆ ☆

Attività
☆ ☆ ☆ ☆ ☆

Dormire
☆ ☆ ☆ ☆ ☆

Altri sintomi	Trigger	Misure di soccorso

Commenti

Libro di bordo del dolore

Data :-		Lun	Mar	Mer	Gio	Ven	Sab	Dom

Area del dolore

Inizio	Fine

Durata

Sito del corpo

Fronte	Retro
Sinistra	Destra

Gravità									
1	2	3	4	5	6	7	8	9	10

Inizio	Fine

Durata

Sito del corpo

Fronte	Retro
Sinistra	Destra

Gravità									
1	2	3	4	5	6	7	8	9	10

Inizio	Fine

Durata

Sito del corpo

Fronte	Retro
Sinistra	Destra

Gravità									
1	2	3	4	5	6	7	8	9	10

Energia
☆ ☆ ☆ ☆ ☆

Attività
☆ ☆ ☆ ☆ ☆

Dormire
☆ ☆ ☆ ☆ ☆

Altri sintomi	Trigger	Misure di soccorso

Commenti

Libro di bordo del dolore

Data :-		Lun	Mar	Mer	Gio	Ven	Sab	Dom

Area del dolore

Inizio	Fine

Durata

Sito del corpo	
Fronte	Retro
Sinistra	Destra

Gravità									
1	2	3	4	5	6	7	8	9	10

Inizio	Fine

Durata

Sito del corpo	
Fronte	Retro
Sinistra	Destra

Gravità									
1	2	3	4	5	6	7	8	9	10

Inizio	Fine

Durata

Sito del corpo	
Fronte	Retro
Sinistra	Destra

Gravità									
1	2	3	4	5	6	7	8	9	10

Energia
☆ ☆ ☆ ☆ ☆

Attività
☆ ☆ ☆ ☆ ☆

Dormire
☆ ☆ ☆ ☆ ☆

Altri sintomi	Trigger	Misure di soccorso

Commenti

Libro di bordo del dolore

Data :- _____ | Lun | Mar | Mer | Gio | Ven | Sab | Dom |

Area del dolore

Episodio 1
Inizio	Fine

Durata

Sito del corpo: _____

Fronte	Retro
Sinistra	Destra

Gravità: 1 | 2 | 3 | 4 | 5 | 6 | 7 | 8 | 9 | 10

Episodio 2
Inizio	Fine

Durata

Sito del corpo: _____

Fronte	Retro
Sinistra	Destra

Gravità: 1 | 2 | 3 | 4 | 5 | 6 | 7 | 8 | 9 | 10

Episodio 3
Inizio	Fine

Durata

Sito del corpo: _____

Fronte	Retro
Sinistra	Destra

Gravità: 1 | 2 | 3 | 4 | 5 | 6 | 7 | 8 | 9 | 10

Energia
☆ ☆ ☆ ☆ ☆

Attività
☆ ☆ ☆ ☆ ☆

Dormire
☆ ☆ ☆ ☆ ☆

Altri sintomi	Trigger	Misure di soccorso

Commenti
_____
_____
_____

Libro di bordo del dolore

Data :-		Lun	Mar	Mer	Gio	Ven	Sab	Dom

Area del dolore

Inizio | Fine

Durata

Sito del corpo

Fronte	Retro
Sinistra	Destra

Gravità

1	2	3	4	5	6	7	8	9	10

Inizio | Fine

Durata

Sito del corpo

Fronte	Retro
Sinistra	Destra

Gravità

1	2	3	4	5	6	7	8	9	10

Energia
☆ ☆ ☆ ☆ ☆

Attività
☆ ☆ ☆ ☆ ☆

Dormire
☆ ☆ ☆ ☆ ☆

Inizio | Fine

Durata

Sito del corpo

Fronte	Retro
Sinistra	Destra

Gravità

1	2	3	4	5	6	7	8	9	10

Altri sintomi	Trigger	Misure di soccorso

Commenti

Libro di bordo del dolore

Data :-		Lun	Mar	Mer	Gio	Ven	Sab	Dom

Area del dolore

Inizio	Fine

Durata

Sito del corpo

Fronte	Retro
Sinistra	Destra

Gravità									
1	2	3	4	5	6	7	8	9	10

Inizio	Fine

Durata

Sito del corpo

Fronte	Retro
Sinistra	Destra

Gravità									
1	2	3	4	5	6	7	8	9	10

Inizio	Fine

Durata

Sito del corpo

Fronte	Retro
Sinistra	Destra

Gravità									
1	2	3	4	5	6	7	8	9	10

Energia
☆ ☆ ☆ ☆ ☆

Attività
☆ ☆ ☆ ☆ ☆

Dormire
☆ ☆ ☆ ☆ ☆

Altri sintomi	Trigger	Misure di soccorso

Commenti

Libro di bordo del dolore

Data :-		Lun	Mar	Mer	Gio	Ven	Sab	Dom

Area del dolore

Inizio	Fine		Sito del corpo	
Durata			Fronte	Retro
			Sinistra	Destra

Gravità									
1	2	3	4	5	6	7	8	9	10

Inizio	Fine		Sito del corpo	
Durata			Fronte	Retro
			Sinistra	Destra

Gravità									
1	2	3	4	5	6	7	8	9	10

Inizio	Fine		Sito del corpo	
Durata			Fronte	Retro
			Sinistra	Destra

Gravità									
1	2	3	4	5	6	7	8	9	10

Energia
☆ ☆ ☆ ☆ ☆

Attività
☆ ☆ ☆ ☆ ☆

Dormire
☆ ☆ ☆ ☆ ☆

Altri sintomi	Trigger	Misure di soccorso

Commenti

Libro di bordo del dolore

Data :-		Lun	Mar	Mer	Gio	Ven	Sab	Dom

Area del dolore

Inizio	Fine

Durata

Sito del corpo	
Fronte	Retro
Sinistra	Destra

Gravità									
1	2	3	4	5	6	7	8	9	10

Inizio	Fine

Durata

Sito del corpo	
Fronte	Retro
Sinistra	Destra

Gravità									
1	2	3	4	5	6	7	8	9	10

Inizio	Fine

Durata

Sito del corpo	
Fronte	Retro
Sinistra	Destra

Gravità									
1	2	3	4	5	6	7	8	9	10

Energia
☆ ☆ ☆ ☆ ☆

Attività
☆ ☆ ☆ ☆ ☆

Dormire
☆ ☆ ☆ ☆ ☆

Altri sintomi	Trigger	Misure di soccorso

Commenti

Libro di bordo del dolore

Data :-		Lun	Mar	Mer	Gio	Ven	Sab	Dom

Area del dolore

Inizio	Fine

Durata

Sito del corpo

Fronte	Retro
Sinistra	Destra

Gravità									
1	2	3	4	5	6	7	8	9	10

Inizio	Fine

Durata

Sito del corpo

Fronte	Retro
Sinistra	Destra

Gravità									
1	2	3	4	5	6	7	8	9	10

Inizio	Fine

Durata

Sito del corpo

Fronte	Retro
Sinistra	Destra

Gravità									
1	2	3	4	5	6	7	8	9	10

Energia
☆ ☆ ☆ ☆ ☆

Attività
☆ ☆ ☆ ☆ ☆

Dormire
☆ ☆ ☆ ☆ ☆

Altri sintomi	Trigger	Misure di soccorso

Commenti

Libro di bordo del dolore

Data :- | Lun | Mar | Mer | Gio | Ven | Sab | Dom |

Area del dolore

Inizio	Fine

Durata

Sito del corpo	
Fronte	Retro
Sinistra	Destra

Gravità									
1	2	3	4	5	6	7	8	9	10

Inizio	Fine

Durata

Sito del corpo	
Fronte	Retro
Sinistra	Destra

Gravità									
1	2	3	4	5	6	7	8	9	10

Inizio	Fine

Durata

Sito del corpo	
Fronte	Retro
Sinistra	Destra

Gravità									
1	2	3	4	5	6	7	8	9	10

Energia
☆ ☆ ☆ ☆ ☆

Attività
☆ ☆ ☆ ☆ ☆

Dormire
☆ ☆ ☆ ☆ ☆

Altri sintomi	Trigger	Misure di soccorso

Commenti

Libro di bordo del dolore

Data :-		Lun	Mar	Mer	Gio	Ven	Sab	Dom

Area del dolore

Episodio 1

Inizio	Fine

Durata

Sito del corpo	
Fronte	Retro
Sinistra	Destra

Gravità									
1	2	3	4	5	6	7	8	9	10

Episodio 2

Inizio	Fine

Durata

Sito del corpo	
Fronte	Retro
Sinistra	Destra

Gravità									
1	2	3	4	5	6	7	8	9	10

Episodio 3

Inizio	Fine

Durata

Sito del corpo	
Fronte	Retro
Sinistra	Destra

Gravità									
1	2	3	4	5	6	7	8	9	10

Energia
☆ ☆ ☆ ☆ ☆

Attività
☆ ☆ ☆ ☆ ☆

Dormire
☆ ☆ ☆ ☆ ☆

Altri sintomi	Trigger	Misure di soccorso

Commenti

Libro di bordo del dolore

Data :-		Lun	Mar	Mer	Gio	Ven	Sab	Dom

Area del dolore

Energia
☆ ☆ ☆ ☆ ☆

Attività
☆ ☆ ☆ ☆ ☆

Dormire
☆ ☆ ☆ ☆ ☆

Inizio	Fine

Durata

Sito del corpo

Fronte	Retro
Sinistra	Destra

Gravità									
1	2	3	4	5	6	7	8	9	10

Inizio	Fine

Durata

Sito del corpo

Fronte	Retro
Sinistra	Destra

Gravità									
1	2	3	4	5	6	7	8	9	10

Inizio	Fine

Durata

Sito del corpo

Fronte	Retro
Sinistra	Destra

Gravità									
1	2	3	4	5	6	7	8	9	10

Altri sintomi	Trigger	Misure di soccorso

Commenti

Libro di bordo del dolore

Data :-		Lun	Mar	Mer	Gio	Ven	Sab	Dom

Area del dolore

Inizio	Fine

Durata

Sito del corpo

Fronte	Retro
Sinistra	Destra

Gravità									
1	2	3	4	5	6	7	8	9	10

Inizio	Fine

Durata

Sito del corpo

Fronte	Retro
Sinistra	Destra

Gravità									
1	2	3	4	5	6	7	8	9	10

Inizio	Fine

Durata

Sito del corpo

Fronte	Retro
Sinistra	Destra

Gravità									
1	2	3	4	5	6	7	8	9	10

Energia
☆ ☆ ☆ ☆ ☆

Attività
☆ ☆ ☆ ☆ ☆

Dormire
☆ ☆ ☆ ☆ ☆

Altri sintomi	Trigger	Misure di soccorso

Commenti

Libro di bordo del dolore

Data :-		Lun	Mar	Mer	Gio	Ven	Sab	Dom

Area del dolore

Inizio	Fine

Durata

Sito del corpo

Fronte	Retro
Sinistra	Destra

Gravità									
1	2	3	4	5	6	7	8	9	10

Inizio	Fine

Durata

Sito del corpo

Fronte	Retro
Sinistra	Destra

Gravità									
1	2	3	4	5	6	7	8	9	10

Inizio	Fine

Durata

Sito del corpo

Fronte	Retro
Sinistra	Destra

Gravità									
1	2	3	4	5	6	7	8	9	10

Energia
☆ ☆ ☆ ☆ ☆

Attività
☆ ☆ ☆ ☆ ☆

Dormire
☆ ☆ ☆ ☆ ☆

Altri sintomi	Trigger	Misure di soccorso

Commenti

Libro di bordo del dolore

Data :-		Lun	Mar	Mer	Gio	Ven	Sab	Dom

Area del dolore

Inizio	Fine

Durata

Sito del corpo

Fronte	Retro
Sinistra	Destra

Gravità									
1	2	3	4	5	6	7	8	9	10

Inizio	Fine

Durata

Sito del corpo

Fronte	Retro
Sinistra	Destra

Gravità									
1	2	3	4	5	6	7	8	9	10

Inizio	Fine

Durata

Sito del corpo

Fronte	Retro
Sinistra	Destra

Gravità									
1	2	3	4	5	6	7	8	9	10

Energia
☆ ☆ ☆ ☆ ☆

Attività
☆ ☆ ☆ ☆ ☆

Dormire
☆ ☆ ☆ ☆ ☆

Altri sintomi	Trigger	Misure di soccorso

Commenti

Libro di bordo del dolore

Data :-		Lun	Mar	Mer	Gio	Ven	Sab	Dom

Area del dolore

Inizio	Fine

Durata

Sito del corpo

Fronte	Retro
Sinistra	Destra

Gravità									
1	2	3	4	5	6	7	8	9	10

Inizio	Fine

Durata

Sito del corpo

Fronte	Retro
Sinistra	Destra

Gravità									
1	2	3	4	5	6	7	8	9	10

Inizio	Fine

Durata

Sito del corpo

Fronte	Retro
Sinistra	Destra

Gravità									
1	2	3	4	5	6	7	8	9	10

Energia
☆ ☆ ☆ ☆ ☆

Attività
☆ ☆ ☆ ☆ ☆

Dormire
☆ ☆ ☆ ☆ ☆

Altri sintomi	Trigger	Misure di soccorso

Commenti

Libro di bordo del dolore

Data :-		Lun	Mar	Mer	Gio	Ven	Sab	Dom

Area del dolore

Inizio | Fine

Durata

Sito del corpo

Fronte	Retro
Sinistra	Destra

Gravità
| 1 | 2 | 3 | 4 | 5 | 6 | 7 | 8 | 9 | 10 |

Inizio | Fine

Durata

Sito del corpo

Fronte	Retro
Sinistra	Destra

Gravità
| 1 | 2 | 3 | 4 | 5 | 6 | 7 | 8 | 9 | 10 |

Inizio | Fine

Durata

Sito del corpo

Fronte	Retro
Sinistra	Destra

Gravità
| 1 | 2 | 3 | 4 | 5 | 6 | 7 | 8 | 9 | 10 |

Energia
☆ ☆ ☆ ☆ ☆

Attività
☆ ☆ ☆ ☆ ☆

Dormire
☆ ☆ ☆ ☆ ☆

Altri sintomi	Trigger	Misure di soccorso

Commenti

Libro di bordo del dolore

Data :-		Lun	Mar	Mer	Gio	Ven	Sab	Dom

Area del dolore

Inizio	Fine

Durata

Sito del corpo	
Fronte	Retro
Sinistra	Destra

Gravità									
1	2	3	4	5	6	7	8	9	10

Inizio	Fine

Durata

Sito del corpo	
Fronte	Retro
Sinistra	Destra

Gravità									
1	2	3	4	5	6	7	8	9	10

Inizio	Fine

Durata

Sito del corpo	
Fronte	Retro
Sinistra	Destra

Gravità									
1	2	3	4	5	6	7	8	9	10

Energia
☆ ☆ ☆ ☆ ☆

Attività
☆ ☆ ☆ ☆ ☆

Dormire
☆ ☆ ☆ ☆ ☆

Altri sintomi	Trigger	Misure di soccorso

Commenti

Libro di bordo del dolore

Data :-		Lun	Mar	Mer	Gio	Ven	Sab	Dom

Area del dolore

Inizio	Fine
Durata	

Sito del corpo	
Fronte	Retro
Sinistra	Destra

Gravità										
1	2	3	4	5	6	7	8	9	10	

Inizio	Fine
Durata	

Sito del corpo	
Fronte	Retro
Sinistra	Destra

Gravità										
1	2	3	4	5	6	7	8	9	10	

Inizio	Fine
Durata	

Sito del corpo	
Fronte	Retro
Sinistra	Destra

Gravità										
1	2	3	4	5	6	7	8	9	10	

Energia
☆ ☆ ☆ ☆ ☆
Attività
☆ ☆ ☆ ☆ ☆
Dormire
☆ ☆ ☆ ☆ ☆

Altri sintomi	Trigger	Misure di soccorso

Commenti

Libro di bordo del dolore

Data :-		Lun	Mar	Mer	Gio	Ven	Sab	Dom

Area del dolore

Inizio	Fine

Durata

Sito del corpo

Fronte	Retro
Sinistra	Destra

Gravità									
1	2	3	4	5	6	7	8	9	10

Inizio	Fine

Durata

Sito del corpo

Fronte	Retro
Sinistra	Destra

Gravità									
1	2	3	4	5	6	7	8	9	10

Inizio	Fine

Durata

Sito del corpo

Fronte	Retro
Sinistra	Destra

Gravità									
1	2	3	4	5	6	7	8	9	10

Energia
☆ ☆ ☆ ☆ ☆

Attività
☆ ☆ ☆ ☆ ☆

Dormire
☆ ☆ ☆ ☆ ☆

Altri sintomi	Trigger	Misure di soccorso

Commenti

Libro di bordo del dolore

Data :-		Lun	Mar	Mer	Gio	Ven	Sab	Dom

Area del dolore

Inizio	Fine

Durata

Sito del corpo

Fronte	Retro
Sinistra	Destra

Gravità
1	2	3	4	5	6	7	8	9	10

Inizio	Fine

Durata

Sito del corpo

Fronte	Retro
Sinistra	Destra

Gravità
1	2	3	4	5	6	7	8	9	10

Inizio	Fine

Durata

Sito del corpo

Fronte	Retro
Sinistra	Destra

Gravità
1	2	3	4	5	6	7	8	9	10

Energia
☆ ☆ ☆ ☆ ☆

Attività
☆ ☆ ☆ ☆ ☆

Dormire
☆ ☆ ☆ ☆ ☆

Altri sintomi	Trigger	Misure di soccorso

Commenti

Libro di bordo del dolore

Data :-		Lun	Mar	Mer	Gio	Ven	Sab	Dom

Area del dolore

Inizio	Fine

Durata

Sito del corpo

Fronte	Retro
Sinistra	Destra

Gravità									
1	2	3	4	5	6	7	8	9	10

Inizio	Fine

Durata

Sito del corpo

Fronte	Retro
Sinistra	Destra

Gravità									
1	2	3	4	5	6	7	8	9	10

Inizio	Fine

Durata

Sito del corpo

Fronte	Retro
Sinistra	Destra

Gravità									
1	2	3	4	5	6	7	8	9	10

Energia
☆ ☆ ☆ ☆ ☆

Attività
☆ ☆ ☆ ☆ ☆

Dormire
☆ ☆ ☆ ☆ ☆

Altri sintomi	Trigger	Misure di soccorso

Commenti

Libro di bordo del dolore

Data :-		Lun	Mar	Mer	Gio	Ven	Sab	Dom

Area del dolore

Inizio	Fine
Durata	

Sito del corpo	
Fronte	Retro
Sinistra	Destra

Gravità									
1	2	3	4	5	6	7	8	9	10

Inizio	Fine
Durata	

Sito del corpo	
Fronte	Retro
Sinistra	Destra

Gravità									
1	2	3	4	5	6	7	8	9	10

Inizio	Fine
Durata	

Sito del corpo	
Fronte	Retro
Sinistra	Destra

Gravità									
1	2	3	4	5	6	7	8	9	10

Energia
☆ ☆ ☆ ☆ ☆

Attività
☆ ☆ ☆ ☆ ☆

Dormire
☆ ☆ ☆ ☆ ☆

Altri sintomi	Trigger	Misure di soccorso

Commenti

Libro di bordo del dolore

Data :-		Lun	Mar	Mer	Gio	Ven	Sab	Dom

Area del dolore

Inizio	Fine		Sito del corpo	
Durata			Fronte	Retro
			Sinistra	Destra

Gravità
1	2	3	4	5	6	7	8	9	10

Inizio	Fine		Sito del corpo	
Durata			Fronte	Retro
			Sinistra	Destra

Gravità
1	2	3	4	5	6	7	8	9	10

Inizio	Fine		Sito del corpo	
Durata			Fronte	Retro
			Sinistra	Destra

Gravità
1	2	3	4	5	6	7	8	9	10

Energia
☆ ☆ ☆ ☆ ☆

Attività
☆ ☆ ☆ ☆ ☆

Dormire
☆ ☆ ☆ ☆ ☆

Altri sintomi	Trigger	Misure di soccorso

Commenti

Libro di bordo del dolore

Data :-		Lun	Mar	Mer	Gio	Ven	Sab	Dom

Area del dolore

Inizio	Fine		Sito del corpo	
Durata			Fronte	Retro
			Sinistra	Destra

Gravità									
1	2	3	4	5	6	7	8	9	10

Inizio	Fine		Sito del corpo	
Durata			Fronte	Retro
			Sinistra	Destra

Gravità									
1	2	3	4	5	6	7	8	9	10

Inizio	Fine		Sito del corpo	
Durata			Fronte	Retro
			Sinistra	Destra

Gravità									
1	2	3	4	5	6	7	8	9	10

Energia
☆ ☆ ☆ ☆ ☆

Attività
☆ ☆ ☆ ☆ ☆

Dormire
☆ ☆ ☆ ☆ ☆

Altri sintomi	Trigger	Misure di soccorso

Commenti

Libro di bordo del dolore

Data :-		Lun	Mar	Mer	Gio	Ven	Sab	Dom

Area del dolore

Inizio	Fine

Durata

Sito del corpo	
Fronte	Retro
Sinistra	Destra

Gravità									
1	2	3	4	5	6	7	8	9	10

Inizio	Fine

Durata

Sito del corpo	
Fronte	Retro
Sinistra	Destra

Gravità									
1	2	3	4	5	6	7	8	9	10

Inizio	Fine

Durata

Sito del corpo	
Fronte	Retro
Sinistra	Destra

Gravità									
1	2	3	4	5	6	7	8	9	10

Energia
☆ ☆ ☆ ☆ ☆

Attività
☆ ☆ ☆ ☆ ☆

Dormire
☆ ☆ ☆ ☆ ☆

Altri sintomi	Trigger	Misure di soccorso

Commenti

Libro di bordo del dolore

Data :-		Lun	Mar	Mer	Gio	Ven	Sab	Dom

Area del dolore

Inizio	Fine

Durata

Sito del corpo	
Fronte	Retro
Sinistra	Destra

Gravità										
1	2	3	4	5	6	7	8	9	10	

Inizio	Fine

Durata

Sito del corpo	
Fronte	Retro
Sinistra	Destra

Gravità										
1	2	3	4	5	6	7	8	9	10	

Inizio	Fine

Durata

Sito del corpo	
Fronte	Retro
Sinistra	Destra

Gravità										
1	2	3	4	5	6	7	8	9	10	

Energia
☆ ☆ ☆ ☆ ☆

Attività
☆ ☆ ☆ ☆ ☆

Dormire
☆ ☆ ☆ ☆ ☆

Altri sintomi	Trigger	Misure di soccorso

Commenti

Libro di bordo del dolore

Data :- | Lun | Mar | Mer | Gio | Ven | Sab | Dom

Area del dolore

Inizio	Fine

Durata

Sito del corpo

Fronte	Retro
Sinistra	Destra

Gravità									
1	2	3	4	5	6	7	8	9	10

Inizio	Fine

Durata

Sito del corpo

Fronte	Retro
Sinistra	Destra

Gravità									
1	2	3	4	5	6	7	8	9	10

Inizio	Fine

Durata

Sito del corpo

Fronte	Retro
Sinistra	Destra

Gravità									
1	2	3	4	5	6	7	8	9	10

Energia
☆ ☆ ☆ ☆ ☆

Attività
☆ ☆ ☆ ☆ ☆

Dormire
☆ ☆ ☆ ☆ ☆

Altri sintomi	Trigger	Misure di soccorso

Commenti

Libro di bordo del dolore

Data :-		Lun	Mar	Mer	Gio	Ven	Sab	Dom

Area del dolore

Inizio	Fine		Sito del corpo	
Durata			Fronte	Retro
			Sinistra	Destra

Gravità									
1	2	3	4	5	6	7	8	9	10

Inizio	Fine		Sito del corpo	
Durata			Fronte	Retro
			Sinistra	Destra

Gravità									
1	2	3	4	5	6	7	8	9	10

Energia
☆ ☆ ☆ ☆ ☆

Attività
☆ ☆ ☆ ☆ ☆

Dormire
☆ ☆ ☆ ☆ ☆

Inizio	Fine		Sito del corpo	
Durata			Fronte	Retro
			Sinistra	Destra

Gravità									
1	2	3	4	5	6	7	8	9	10

Altri sintomi	Trigger	Misure di soccorso

Commenti

Libro di bordo del dolore

Data :-		Lun	Mar	Mer	Gio	Ven	Sab	Dom

Area del dolore

Inizio	Fine

Durata

Sito del corpo

Fronte	Retro
Sinistra	Destra

Gravità									
1	2	3	4	5	6	7	8	9	10

Inizio	Fine

Durata

Sito del corpo

Fronte	Retro
Sinistra	Destra

Gravità									
1	2	3	4	5	6	7	8	9	10

Inizio	Fine

Durata

Sito del corpo

Fronte	Retro
Sinistra	Destra

Gravità									
1	2	3	4	5	6	7	8	9	10

Energia
☆ ☆ ☆ ☆ ☆

Attività
☆ ☆ ☆ ☆ ☆

Dormire
☆ ☆ ☆ ☆ ☆

Altri sintomi	Trigger	Misure di soccorso

Commenti

Libro di bordo del dolore

Data :-		Lun	Mar	Mer	Gio	Ven	Sab	Dom

Area del dolore

Inizio	Fine

Durata

Sito del corpo

Fronte	Retro
Sinistra	Destra

Gravità									
1	2	3	4	5	6	7	8	9	10

Inizio	Fine

Durata

Sito del corpo

Fronte	Retro
Sinistra	Destra

Gravità									
1	2	3	4	5	6	7	8	9	10

Inizio	Fine

Durata

Sito del corpo

Fronte	Retro
Sinistra	Destra

Gravità									
1	2	3	4	5	6	7	8	9	10

Energia
☆ ☆ ☆ ☆ ☆

Attività
☆ ☆ ☆ ☆ ☆

Dormire
☆ ☆ ☆ ☆ ☆

Altri sintomi	Trigger	Misure di soccorso

Commenti

Libro di bordo del dolore

Data :-		Lun	Mar	Mer	Gio	Ven	Sab	Dom

Area del dolore

Inizio	Fine

Durata

Sito del corpo	
Fronte	Retro
Sinistra	Destra

Gravità									
1	2	3	4	5	6	7	8	9	10

Inizio	Fine

Durata

Sito del corpo	
Fronte	Retro
Sinistra	Destra

Gravità									
1	2	3	4	5	6	7	8	9	10

Inizio	Fine

Durata

Sito del corpo	
Fronte	Retro
Sinistra	Destra

Gravità									
1	2	3	4	5	6	7	8	9	10

Energia
☆ ☆ ☆ ☆ ☆

Attività
☆ ☆ ☆ ☆ ☆

Dormire
☆ ☆ ☆ ☆ ☆

Altri sintomi	Trigger	Misure di soccorso

Commenti

Libro di bordo del dolore

Data :-		Lun	Mar	Mer	Gio	Ven	Sab	Dom

Area del dolore

Inizio	Fine

Durata

Sito del corpo	
Fronte	Retro
Sinistra	Destra

Gravità									
1	2	3	4	5	6	7	8	9	10

Inizio	Fine

Durata

Sito del corpo	
Fronte	Retro
Sinistra	Destra

Gravità									
1	2	3	4	5	6	7	8	9	10

Inizio	Fine

Durata

Sito del corpo	
Fronte	Retro
Sinistra	Destra

Gravità									
1	2	3	4	5	6	7	8	9	10

Energia
☆ ☆ ☆ ☆ ☆

Attività
☆ ☆ ☆ ☆ ☆

Dormire
☆ ☆ ☆ ☆ ☆

Altri sintomi	Trigger	Misure di soccorso

Commenti

Libro di bordo del dolore

Data :-		Lun	Mar	Mer	Gio	Ven	Sab	Dom

Area del dolore

Inizio	Fine

Durata

Sito del corpo

Fronte	Retro
Sinistra	Destra

Gravità									
1	2	3	4	5	6	7	8	9	10

Inizio	Fine

Durata

Sito del corpo

Fronte	Retro
Sinistra	Destra

Gravità									
1	2	3	4	5	6	7	8	9	10

Inizio	Fine

Durata

Sito del corpo

Fronte	Retro
Sinistra	Destra

Gravità									
1	2	3	4	5	6	7	8	9	10

Energia
☆ ☆ ☆ ☆ ☆

Attività
☆ ☆ ☆ ☆ ☆

Dormire
☆ ☆ ☆ ☆ ☆

Altri sintomi	Trigger	Misure di soccorso

Commenti

Libro di bordo del dolore

| Data :- | | Lun | Mar | Mer | Gio | Ven | Sab | Dom |

Area del dolore

Inizio | Fine
Durata

Sito del corpo
| Fronte | Retro |
| Sinistra | Destra |

Gravità
| 1 | 2 | 3 | 4 | 5 | 6 | 7 | 8 | 9 | 10 |

Inizio | Fine
Durata

Sito del corpo
| Fronte | Retro |
| Sinistra | Destra |

Gravità
| 1 | 2 | 3 | 4 | 5 | 6 | 7 | 8 | 9 | 10 |

Inizio | Fine
Durata

Sito del corpo
| Fronte | Retro |
| Sinistra | Destra |

Gravità
| 1 | 2 | 3 | 4 | 5 | 6 | 7 | 8 | 9 | 10 |

Energia
☆ ☆ ☆ ☆ ☆

Attività
☆ ☆ ☆ ☆ ☆

Dormire
☆ ☆ ☆ ☆ ☆

Altri sintomi | Trigger | Misure di soccorso

Commenti

Libro di bordo del dolore

Data :-		Lun	Mar	Mer	Gio	Ven	Sab	Dom

Area del dolore

Inizio	Fine

Durata

Sito del corpo	
Fronte	Retro
Sinistra	Destra

Gravità									
1	2	3	4	5	6	7	8	9	10

Inizio	Fine

Durata

Sito del corpo	
Fronte	Retro
Sinistra	Destra

Gravità									
1	2	3	4	5	6	7	8	9	10

Inizio	Fine

Durata

Sito del corpo	
Fronte	Retro
Sinistra	Destra

Energia
☆ ☆ ☆ ☆ ☆

Attività
☆ ☆ ☆ ☆ ☆

Dormire
☆ ☆ ☆ ☆ ☆

Gravità									
1	2	3	4	5	6	7	8	9	10

Altri sintomi	Trigger	Misure di soccorso

Commenti

Libro di bordo del dolore

Data :-		Lun	Mar	Mer	Gio	Ven	Sab	Dom

Area del dolore

Inizio	Fine

Durata

Sito del corpo

Fronte	Retro
Sinistra	Destra

Gravità									
1	2	3	4	5	6	7	8	9	10

Inizio	Fine

Durata

Sito del corpo

Fronte	Retro
Sinistra	Destra

Gravità									
1	2	3	4	5	6	7	8	9	10

Inizio	Fine

Durata

Sito del corpo

Fronte	Retro
Sinistra	Destra

Gravità									
1	2	3	4	5	6	7	8	9	10

Energia
☆ ☆ ☆ ☆ ☆

Attività
☆ ☆ ☆ ☆ ☆

Dormire
☆ ☆ ☆ ☆ ☆

Altri sintomi	Trigger	Misure di soccorso

Commenti

Libro di bordo del dolore

Data :-		Lun	Mar	Mer	Gio	Ven	Sab	Dom

Area del dolore

Inizio	Fine
Durata	

Sito del corpo	
Fronte	Retro
Sinistra	Destra

Gravità									
1	2	3	4	5	6	7	8	9	10

Inizio	Fine
Durata	

Sito del corpo	
Fronte	Retro
Sinistra	Destra

Gravità									
1	2	3	4	5	6	7	8	9	10

Inizio	Fine
Durata	

Sito del corpo	
Fronte	Retro
Sinistra	Destra

Energia
☆ ☆ ☆ ☆ ☆

Attività
☆ ☆ ☆ ☆ ☆

Dormire
☆ ☆ ☆ ☆ ☆

Gravità									
1	2	3	4	5	6	7	8	9	10

Altri sintomi	Trigger	Misure di soccorso

Commenti

Libro di bordo del dolore

Data :-		Lun	Mar	Mer	Gio	Ven	Sab	Dom

Area del dolore

Inizio	Fine

Durata

Sito del corpo

Fronte	Retro
Sinistra	Destra

Gravità
1	2	3	4	5	6	7	8	9	10

Inizio	Fine

Durata

Sito del corpo

Fronte	Retro
Sinistra	Destra

Gravità
1	2	3	4	5	6	7	8	9	10

Inizio	Fine

Durata

Sito del corpo

Fronte	Retro
Sinistra	Destra

Gravità
1	2	3	4	5	6	7	8	9	10

Energia
☆ ☆ ☆ ☆ ☆

Attività
☆ ☆ ☆ ☆ ☆

Dormire
☆ ☆ ☆ ☆ ☆

Altri sintomi	Trigger	Misure di soccorso

Commenti

Libro di bordo del dolore

Data :-		Lun	Mar	Mer	Gio	Ven	Sab	Dom

Area del dolore

Inizio	Fine

Durata

Sito del corpo	
Fronte	Retro
Sinistra	Destra

Gravità									
1	2	3	4	5	6	7	8	9	10

Inizio	Fine

Durata

Sito del corpo	
Fronte	Retro
Sinistra	Destra

Gravità									
1	2	3	4	5	6	7	8	9	10

Energia
☆ ☆ ☆ ☆ ☆

Attività
☆ ☆ ☆ ☆ ☆

Dormire
☆ ☆ ☆ ☆ ☆

Inizio	Fine

Durata

Sito del corpo	
Fronte	Retro
Sinistra	Destra

Gravità									
1	2	3	4	5	6	7	8	9	10

Altri sintomi	Trigger	Misure di soccorso

Commenti

Libro di bordo del dolore

Data :-		Lun	Mar	Mer	Gio	Ven	Sab	Dom

Area del dolore

Episodio 1

Inizio	Fine

Durata

Sito del corpo

Fronte	Retro
Sinistra	Destra

Gravità									
1	2	3	4	5	6	7	8	9	10

Episodio 2

Inizio	Fine

Durata

Sito del corpo

Fronte	Retro
Sinistra	Destra

Gravità									
1	2	3	4	5	6	7	8	9	10

Episodio 3

Inizio	Fine

Durata

Sito del corpo

Fronte	Retro
Sinistra	Destra

Gravità									
1	2	3	4	5	6	7	8	9	10

Energia
☆ ☆ ☆ ☆ ☆

Attività
☆ ☆ ☆ ☆ ☆

Dormire
☆ ☆ ☆ ☆ ☆

Altri sintomi	Trigger	Misure di soccorso

Commenti

Libro di bordo del dolore

Data :-		Lun	Mar	Mer	Gio	Ven	Sab	Dom

Area del dolore

Inizio	Fine

Durata

Sito del corpo	
Fronte	Retro
Sinistra	Destra

Gravità									
1	2	3	4	5	6	7	8	9	10

Inizio	Fine

Durata

Sito del corpo	
Fronte	Retro
Sinistra	Destra

Gravità									
1	2	3	4	5	6	7	8	9	10

Inizio	Fine

Durata

Sito del corpo	
Fronte	Retro
Sinistra	Destra

Gravità									
1	2	3	4	5	6	7	8	9	10

Energia
☆ ☆ ☆ ☆ ☆

Attività
☆ ☆ ☆ ☆ ☆

Dormire
☆ ☆ ☆ ☆ ☆

Altri sintomi	Trigger	Misure di soccorso

Commenti

Libro di bordo del dolore

Data :-		Lun	Mar	Mer	Gio	Ven	Sab	Dom

Area del dolore

Inizio	Fine

Durata

Sito del corpo

Fronte	Retro
Sinistra	Destra

Gravità
1	2	3	4	5	6	7	8	9	10

Inizio	Fine

Durata

Sito del corpo

Fronte	Retro
Sinistra	Destra

Gravità
1	2	3	4	5	6	7	8	9	10

Inizio	Fine

Durata

Sito del corpo

Fronte	Retro
Sinistra	Destra

Gravità
1	2	3	4	5	6	7	8	9	10

Energia
☆ ☆ ☆ ☆ ☆

Attività
☆ ☆ ☆ ☆ ☆

Dormire
☆ ☆ ☆ ☆ ☆

Altri sintomi	Trigger	Misure di soccorso

Commenti

Libro di bordo del dolore

Data :-		Lun	Mar	Mer	Gio	Ven	Sab	Dom

Area del dolore

Inizio	Fine

Durata

Sito del corpo

Fronte	Retro
Sinistra	Destra

Gravità									
1	2	3	4	5	6	7	8	9	10

Inizio	Fine

Durata

Sito del corpo

Fronte	Retro
Sinistra	Destra

Gravità									
1	2	3	4	5	6	7	8	9	10

Energia
☆ ☆ ☆ ☆ ☆

Attività
☆ ☆ ☆ ☆ ☆

Dormire
☆ ☆ ☆ ☆ ☆

Inizio	Fine

Durata

Sito del corpo

Fronte	Retro
Sinistra	Destra

Gravità									
1	2	3	4	5	6	7	8	9	10

Altri sintomi	Trigger	Misure di soccorso

Commenti

Libro di bordo del dolore

Data :-		Lun	Mar	Mer	Gio	Ven	Sab	Dom

Area del dolore

Inizio	Fine		Sito del corpo	
Durata			Fronte	Retro
			Sinistra	Destra

Gravità									
1	2	3	4	5	6	7	8	9	10

Inizio	Fine		Sito del corpo	
Durata			Fronte	Retro
			Sinistra	Destra

Gravità									
1	2	3	4	5	6	7	8	9	10

Inizio	Fine		Sito del corpo	
Durata			Fronte	Retro
			Sinistra	Destra

Gravità									
1	2	3	4	5	6	7	8	9	10

Energia
☆ ☆ ☆ ☆ ☆

Attività
☆ ☆ ☆ ☆ ☆

Dormire
☆ ☆ ☆ ☆ ☆

Altri sintomi	Trigger	Misure di soccorso

Commenti

Libro di bordo del dolore

Data :-		Lun	Mar	Mer	Gio	Ven	Sab	Dom

Area del dolore

Inizio	Fine

Durata

Sito del corpo

Fronte	Retro
Sinistra	Destra

Gravità									
1	2	3	4	5	6	7	8	9	10

Inizio	Fine

Durata

Sito del corpo

Fronte	Retro
Sinistra	Destra

Gravità									
1	2	3	4	5	6	7	8	9	10

Inizio	Fine

Durata

Sito del corpo

Fronte	Retro
Sinistra	Destra

Gravità									
1	2	3	4	5	6	7	8	9	10

Energia
☆ ☆ ☆ ☆ ☆

Attività
☆ ☆ ☆ ☆ ☆

Dormire
☆ ☆ ☆ ☆ ☆

Altri sintomi	Trigger	Misure di soccorso

Commenti

Libro di bordo del dolore

Data :-		Lun	Mar	Mer	Gio	Ven	Sab	Dom

Area del dolore

Inizio	Fine		Sito del corpo	
Durata			Fronte	Retro
			Sinistra	Destra

Gravità									
1	2	3	4	5	6	7	8	9	10

Inizio	Fine		Sito del corpo	
Durata			Fronte	Retro
			Sinistra	Destra

Gravità									
1	2	3	4	5	6	7	8	9	10

Energia
☆ ☆ ☆ ☆ ☆

Attività
☆ ☆ ☆ ☆ ☆

Dormire
☆ ☆ ☆ ☆ ☆

Inizio	Fine		Sito del corpo	
Durata			Fronte	Retro
			Sinistra	Destra

Gravità									
1	2	3	4	5	6	7	8	9	10

Altri sintomi	Trigger	Misure di soccorso

Commenti

Libro di bordo del dolore

Data :-		Lun	Mar	Mer	Gio	Ven	Sab	Dom

Area del dolore

Inizio	Fine

Durata

Sito del corpo

Fronte	Retro
Sinistra	Destra

Gravità									
1	2	3	4	5	6	7	8	9	10

Inizio	Fine

Durata

Sito del corpo

Fronte	Retro
Sinistra	Destra

Gravità									
1	2	3	4	5	6	7	8	9	10

Inizio	Fine

Durata

Sito del corpo

Fronte	Retro
Sinistra	Destra

Gravità									
1	2	3	4	5	6	7	8	9	10

Energia
☆ ☆ ☆ ☆ ☆

Attività
☆ ☆ ☆ ☆ ☆

Dormire
☆ ☆ ☆ ☆ ☆

Altri sintomi	Trigger	Misure di soccorso

Commenti

Libro di bordo del dolore

Data :-	Lun	Mar	Mer	Gio	Ven	Sab	Dom

Area del dolore

Inizio	Fine

Durata

Sito del corpo	
Fronte	Retro
Sinistra	Destra

Gravità									
1	2	3	4	5	6	7	8	9	10

Inizio	Fine

Durata

Sito del corpo	
Fronte	Retro
Sinistra	Destra

Gravità									
1	2	3	4	5	6	7	8	9	10

Inizio	Fine

Durata

Sito del corpo	
Fronte	Retro
Sinistra	Destra

Gravità									
1	2	3	4	5	6	7	8	9	10

Energia
☆ ☆ ☆ ☆ ☆

Attività
☆ ☆ ☆ ☆ ☆

Dormire
☆ ☆ ☆ ☆ ☆

Altri sintomi	Trigger	Misure di soccorso

Commenti

Libro di bordo del dolore

Data :-		Lun	Mar	Mer	Gio	Ven	Sab	Dom

Area del dolore

Inizio	Fine		Sito del corpo	
Durata			Fronte	Retro
			Sinistra	Destra

Gravità									
1	2	3	4	5	6	7	8	9	10

Inizio	Fine		Sito del corpo	
Durata			Fronte	Retro
			Sinistra	Destra

Gravità									
1	2	3	4	5	6	7	8	9	10

Inizio	Fine		Sito del corpo	
Durata			Fronte	Retro
			Sinistra	Destra

Gravità									
1	2	3	4	5	6	7	8	9	10

Energia
☆ ☆ ☆ ☆ ☆

Attività
☆ ☆ ☆ ☆ ☆

Dormire
☆ ☆ ☆ ☆ ☆

Altri sintomi	Trigger	Misure di soccorso

Commenti

Libro di bordo del dolore

Data :-		Lun	Mar	Mer	Gio	Ven	Sab	Dom

Area del dolore

Inizio	Fine		Sito del corpo	
Durata			Fronte	Retro
			Sinistra	Destra

Gravità									
1	2	3	4	5	6	7	8	9	10

Inizio	Fine		Sito del corpo	
Durata			Fronte	Retro
			Sinistra	Destra

Gravità									
1	2	3	4	5	6	7	8	9	10

Inizio	Fine		Sito del corpo	
Durata			Fronte	Retro
			Sinistra	Destra

Gravità									
1	2	3	4	5	6	7	8	9	10

Energia
☆ ☆ ☆ ☆ ☆

Attività
☆ ☆ ☆ ☆ ☆

Dormire
☆ ☆ ☆ ☆ ☆

Altri sintomi	Trigger	Misure di soccorso

Commenti

Libro di bordo del dolore

Data :-		Lun	Mar	Mer	Gio	Ven	Sab	Dom

Area del dolore

Inizio	Fine

Durata

Sito del corpo	
Fronte	Retro
Sinistra	Destra

Gravità									
1	2	3	4	5	6	7	8	9	10

Inizio	Fine

Durata

Sito del corpo	
Fronte	Retro
Sinistra	Destra

Gravità									
1	2	3	4	5	6	7	8	9	10

Inizio	Fine

Durata

Sito del corpo	
Fronte	Retro
Sinistra	Destra

Gravità									
1	2	3	4	5	6	7	8	9	10

Energia
☆ ☆ ☆ ☆ ☆

Attività
☆ ☆ ☆ ☆ ☆

Dormire
☆ ☆ ☆ ☆ ☆

Altri sintomi	Trigger	Misure di soccorso

Commenti

Libro di bordo del dolore

Data :-		Lun	Mar	Mer	Gio	Ven	Sab	Dom

Area del dolore

Inizio	Fine

Durata

Sito del corpo	
Fronte	Retro
Sinistra	Destra

Gravità									
1	2	3	4	5	6	7	8	9	10

Inizio	Fine

Durata

Sito del corpo	
Fronte	Retro
Sinistra	Destra

Gravità									
1	2	3	4	5	6	7	8	9	10

Inizio	Fine

Durata

Sito del corpo	
Fronte	Retro
Sinistra	Destra

Gravità									
1	2	3	4	5	6	7	8	9	10

Energia
☆ ☆ ☆ ☆ ☆

Attività
☆ ☆ ☆ ☆ ☆

Dormire
☆ ☆ ☆ ☆ ☆

Altri sintomi	Trigger	Misure di soccorso

Commenti

Libro di bordo del dolore

Data :-		Lun	Mar	Mer	Gio	Ven	Sab	Dom

Area del dolore

Inizio	Fine

Durata

Sito del corpo		
Fronte		Retro
Sinistra		Destra

Gravità										
1	2	3	4	5	6	7	8	9	10

Inizio	Fine

Durata

Sito del corpo		
Fronte		Retro
Sinistra		Destra

Gravità										
1	2	3	4	5	6	7	8	9	10

Inizio	Fine

Durata

Sito del corpo		
Fronte		Retro
Sinistra		Destra

Gravità										
1	2	3	4	5	6	7	8	9	10

Energia
☆ ☆ ☆ ☆ ☆

Attività
☆ ☆ ☆ ☆ ☆

Dormire
☆ ☆ ☆ ☆ ☆

Altri sintomi	Trigger	Misure di soccorso

Commenti

Libro di bordo del dolore

Data :-		Lun	Mar	Mer	Gio	Ven	Sab	Dom

Area del dolore

Inizio	Fine

Durata

Sito del corpo

Fronte	Retro
Sinistra	Destra

Gravità									
1	2	3	4	5	6	7	8	9	10

Inizio	Fine

Durata

Sito del corpo

Fronte	Retro
Sinistra	Destra

Gravità									
1	2	3	4	5	6	7	8	9	10

Inizio	Fine

Durata

Sito del corpo

Fronte	Retro
Sinistra	Destra

Gravità									
1	2	3	4	5	6	7	8	9	10

Energia
☆ ☆ ☆ ☆ ☆

Attività
☆ ☆ ☆ ☆ ☆

Dormire
☆ ☆ ☆ ☆ ☆

Altri sintomi	Trigger	Misure di soccorso

Commenti

Libro di bordo del dolore

Data :-		Lun	Mar	Mer	Gio	Ven	Sab	Dom

Area del dolore

Inizio	Fine

Durata

Sito del corpo

Fronte	Retro
Sinistra	Destra

Gravità
1	2	3	4	5	6	7	8	9	10

Inizio	Fine

Durata

Sito del corpo

Fronte	Retro
Sinistra	Destra

Gravità
1	2	3	4	5	6	7	8	9	10

Energia
☆ ☆ ☆ ☆ ☆

Attività
☆ ☆ ☆ ☆ ☆

Dormire
☆ ☆ ☆ ☆ ☆

Inizio	Fine

Durata

Sito del corpo

Fronte	Retro
Sinistra	Destra

Gravità
1	2	3	4	5	6	7	8	9	10

Altri sintomi	Trigger	Misure di soccorso

Commenti

Libro di bordo del dolore

Data :-		Lun	Mar	Mer	Gio	Ven	Sab	Dom

Area del dolore

Inizio	Fine

Durata

Sito del corpo	
Fronte	Retro
Sinistra	Destra

Gravità									
1	2	3	4	5	6	7	8	9	10

Inizio	Fine

Durata

Sito del corpo	
Fronte	Retro
Sinistra	Destra

Gravità									
1	2	3	4	5	6	7	8	9	10

Inizio	Fine

Durata

Sito del corpo	
Fronte	Retro
Sinistra	Destra

Gravità									
1	2	3	4	5	6	7	8	9	10

Energia
☆ ☆ ☆ ☆ ☆

Attività
☆ ☆ ☆ ☆ ☆

Dormire
☆ ☆ ☆ ☆ ☆

Altri sintomi	Trigger	Misure di soccorso

Commenti

Libro di bordo del dolore

Data :- | Lun | Mar | Mer | Gio | Ven | Sab | Dom |

Area del dolore

Inizio | Fine
Durata
Sito del corpo
Fronte | Retro
Sinistra | Destra

Gravità
1 | 2 | 3 | 4 | 5 | 6 | 7 | 8 | 9 | 10

Inizio | Fine
Durata
Sito del corpo
Fronte | Retro
Sinistra | Destra

Gravità
1 | 2 | 3 | 4 | 5 | 6 | 7 | 8 | 9 | 10

Inizio | Fine
Durata
Sito del corpo
Fronte | Retro
Sinistra | Destra

Gravità
1 | 2 | 3 | 4 | 5 | 6 | 7 | 8 | 9 | 10

Energia
☆ ☆ ☆ ☆ ☆

Attività
☆ ☆ ☆ ☆ ☆

Dormire
☆ ☆ ☆ ☆ ☆

Altri sintomi | Trigger | Misure di soccorso

Commenti

Libro di bordo del dolore

Data :-		Lun	Mar	Mer	Gio	Ven	Sab	Dom

Area del dolore

Inizio	Fine

Durata

Sito del corpo	
Fronte	Retro
Sinistra	Destra

Gravità									
1	2	3	4	5	6	7	8	9	10

Inizio	Fine

Durata

Sito del corpo	
Fronte	Retro
Sinistra	Destra

Gravità									
1	2	3	4	5	6	7	8	9	10

Inizio	Fine

Durata

Sito del corpo	
Fronte	Retro
Sinistra	Destra

Gravità									
1	2	3	4	5	6	7	8	9	10

Energia
☆ ☆ ☆ ☆ ☆

Attività
☆ ☆ ☆ ☆ ☆

Dormire
☆ ☆ ☆ ☆ ☆

Altri sintomi	Trigger	Misure di soccorso

Commenti

Libro di bordo del dolore

Data :-		Lun	Mar	Mer	Gio	Ven	Sab	Dom

Area del dolore

Episodio 1

Inizio	Fine

Durata

Sito del corpo		
Fronte		Retro
Sinistra		Destra

Gravità										
1	2	3	4	5	6	7	8	9	10	

Episodio 2

Inizio	Fine

Durata

Sito del corpo		
Fronte		Retro
Sinistra		Destra

Gravità										
1	2	3	4	5	6	7	8	9	10	

Episodio 3

Inizio	Fine

Durata

Sito del corpo		
Fronte		Retro
Sinistra		Destra

Gravità										
1	2	3	4	5	6	7	8	9	10	

Energia
☆ ☆ ☆ ☆ ☆

Attività
☆ ☆ ☆ ☆ ☆

Dormire
☆ ☆ ☆ ☆ ☆

Altri sintomi	Trigger	Misure di soccorso

Commenti

Libro di bordo del dolore

Data :-		Lun	Mar	Mer	Gio	Ven	Sab	Dom

Area del dolore

Inizio	Fine		Sito del corpo	
Durata			Fronte	Retro
			Sinistra	Destra

Gravità									
1	2	3	4	5	6	7	8	9	10

Inizio	Fine		Sito del corpo	
Durata			Fronte	Retro
			Sinistra	Destra

Gravità									
1	2	3	4	5	6	7	8	9	10

Inizio	Fine		Sito del corpo	
Durata			Fronte	Retro
			Sinistra	Destra

Gravità									
1	2	3	4	5	6	7	8	9	10

Energia
☆ ☆ ☆ ☆ ☆

Attività
☆ ☆ ☆ ☆ ☆

Dormire
☆ ☆ ☆ ☆ ☆

Altri sintomi	Trigger	Misure di soccorso

Commenti

Libro di bordo del dolore

Data :-		Lun	Mar	Mer	Gio	Ven	Sab	Dom

Area del dolore

Inizio	Fine

Durata

Sito del corpo	
Fronte	Retro
Sinistra	Destra

Gravità									
1	2	3	4	5	6	7	8	9	10

Inizio	Fine

Durata

Sito del corpo	
Fronte	Retro
Sinistra	Destra

Gravità									
1	2	3	4	5	6	7	8	9	10

Inizio	Fine

Durata

Sito del corpo	
Fronte	Retro
Sinistra	Destra

Energia
☆ ☆ ☆ ☆ ☆

Attività
☆ ☆ ☆ ☆ ☆

Dormire
☆ ☆ ☆ ☆ ☆

Gravità									
1	2	3	4	5	6	7	8	9	10

Altri sintomi	Trigger	Misure di soccorso

Commenti

Libro di bordo del dolore

Data :-		Lun	Mar	Mer	Gio	Ven	Sab	Dom

Area del dolore

Inizio	Fine

Durata

Sito del corpo	
Fronte	Retro
Sinistra	Destra

Gravità									
1	2	3	4	5	6	7	8	9	10

Inizio	Fine

Durata

Sito del corpo	
Fronte	Retro
Sinistra	Destra

Gravità									
1	2	3	4	5	6	7	8	9	10

Inizio	Fine

Durata

Sito del corpo	
Fronte	Retro
Sinistra	Destra

Energia
☆ ☆ ☆ ☆ ☆

Attività
☆ ☆ ☆ ☆ ☆

Dormire
☆ ☆ ☆ ☆ ☆

Gravità									
1	2	3	4	5	6	7	8	9	10

Altri sintomi	Trigger	Misure di soccorso

Commenti

Libro di bordo del dolore

Data :-		Lun	Mar	Mer	Gio	Ven	Sab	Dom

Area del dolore

Inizio	Fine

Durata

Sito del corpo

Fronte	Retro
Sinistra	Destra

Gravità									
1	2	3	4	5	6	7	8	9	10

Inizio	Fine

Durata

Sito del corpo

Fronte	Retro
Sinistra	Destra

Gravità									
1	2	3	4	5	6	7	8	9	10

Inizio	Fine

Durata

Sito del corpo

Fronte	Retro
Sinistra	Destra

Gravità									
1	2	3	4	5	6	7	8	9	10

Energia
☆ ☆ ☆ ☆ ☆

Attività
☆ ☆ ☆ ☆ ☆

Dormire
☆ ☆ ☆ ☆ ☆

Altri sintomi	Trigger	Misure di soccorso

Commenti

Libro di bordo del dolore

Data :-		Lun	Mar	Mer	Gio	Ven	Sab	Dom

Area del dolore

Inizio	Fine
Durata	

Sito del corpo	
Fronte	Retro
Sinistra	Destra

Gravità									
1	2	3	4	5	6	7	8	9	10

Inizio	Fine
Durata	

Sito del corpo	
Fronte	Retro
Sinistra	Destra

Gravità									
1	2	3	4	5	6	7	8	9	10

Inizio	Fine
Durata	

Sito del corpo	
Fronte	Retro
Sinistra	Destra

Gravità									
1	2	3	4	5	6	7	8	9	10

Energia
☆ ☆ ☆ ☆ ☆
Attività
☆ ☆ ☆ ☆ ☆
Dormire
☆ ☆ ☆ ☆ ☆

Altri sintomi	Trigger	Misure di soccorso

Commenti

Libro di bordo del dolore

Data :-		Lun	Mar	Mer	Gio	Ven	Sab	Dom

Area del dolore

Inizio	Fine

Durata

Sito del corpo	
Fronte	Retro
Sinistra	Destra

Gravità									
1	2	3	4	5	6	7	8	9	10

Inizio	Fine

Durata

Sito del corpo	
Fronte	Retro
Sinistra	Destra

Gravità									
1	2	3	4	5	6	7	8	9	10

Inizio	Fine

Durata

Sito del corpo	
Fronte	Retro
Sinistra	Destra

Gravità									
1	2	3	4	5	6	7	8	9	10

Energia
☆ ☆ ☆ ☆ ☆

Attività
☆ ☆ ☆ ☆ ☆

Dormire
☆ ☆ ☆ ☆ ☆

Altri sintomi	Trigger	Misure di soccorso

Commenti

Libro di bordo del dolore

Data :-		Lun	Mar	Mer	Gio	Ven	Sab	Dom

Area del dolore

Inizio	Fine

Durata

Sito del corpo	
Fronte	Retro
Sinistra	Destra

Gravità									
1	2	3	4	5	6	7	8	9	10

Inizio	Fine

Durata

Sito del corpo	
Fronte	Retro
Sinistra	Destra

Gravità									
1	2	3	4	5	6	7	8	9	10

Inizio	Fine

Durata

Sito del corpo	
Fronte	Retro
Sinistra	Destra

Gravità									
1	2	3	4	5	6	7	8	9	10

Energia
☆ ☆ ☆ ☆ ☆

Attività
☆ ☆ ☆ ☆ ☆

Dormire
☆ ☆ ☆ ☆ ☆

Altri sintomi	Trigger	Misure di soccorso

Commenti

Libro di bordo del dolore

Data :-		Lun	Mar	Mer	Gio	Ven	Sab	Dom

Area del dolore

Inizio	Fine

Durata

Sito del corpo	
Fronte	Retro
Sinistra	Destra

Gravità									
1	2	3	4	5	6	7	8	9	10

Inizio	Fine

Durata

Sito del corpo	
Fronte	Retro
Sinistra	Destra

Gravità									
1	2	3	4	5	6	7	8	9	10

Inizio	Fine

Durata

Sito del corpo	
Fronte	Retro
Sinistra	Destra

Energia
☆ ☆ ☆ ☆ ☆

Attività
☆ ☆ ☆ ☆ ☆

Dormire
☆ ☆ ☆ ☆ ☆

Gravità									
1	2	3	4	5	6	7	8	9	10

Altri sintomi	Trigger	Misure di soccorso

Commenti

Libro di bordo del dolore

Data :-		Lun	Mar	Mer	Gio	Ven	Sab	Dom

Area del dolore

Inizio	Fine

Durata

Sito del corpo

Fronte	Retro
Sinistra	Destra

Gravità
1	2	3	4	5	6	7	8	9	10

Inizio	Fine

Durata

Sito del corpo

Fronte	Retro
Sinistra	Destra

Gravità
1	2	3	4	5	6	7	8	9	10

Energia
☆ ☆ ☆ ☆ ☆

Attività
☆ ☆ ☆ ☆ ☆

Dormire
☆ ☆ ☆ ☆ ☆

Inizio	Fine

Durata

Sito del corpo

Fronte	Retro
Sinistra	Destra

Gravità
1	2	3	4	5	6	7	8	9	10

Altri sintomi	Trigger	Misure di soccorso

Commenti

Libro di bordo del dolore

Data :-		Lun	Mar	Mer	Gio	Ven	Sab	Dom

Area del dolore

Inizio	Fine

Durata

Sito del corpo

Fronte	Retro
Sinistra	Destra

Gravità									
1	2	3	4	5	6	7	8	9	10

Inizio	Fine

Durata

Sito del corpo

Fronte	Retro
Sinistra	Destra

Gravità									
1	2	3	4	5	6	7	8	9	10

Inizio	Fine

Durata

Sito del corpo

Fronte	Retro
Sinistra	Destra

Gravità									
1	2	3	4	5	6	7	8	9	10

Energia
☆ ☆ ☆ ☆ ☆

Attività
☆ ☆ ☆ ☆ ☆

Dormire
☆ ☆ ☆ ☆ ☆

Altri sintomi	Trigger	Misure di soccorso

Commenti

Libro di bordo del dolore

Data :-	Lun	Mar	Mer	Gio	Ven	Sab	Dom

Area del dolore

Inizio	Fine		Sito del corpo	
Durata			Fronte	Retro
			Sinistra	Destra

Gravità									
1	2	3	4	5	6	7	8	9	10

Inizio	Fine		Sito del corpo	
Durata			Fronte	Retro
			Sinistra	Destra

Gravità									
1	2	3	4	5	6	7	8	9	10

Inizio	Fine		Sito del corpo	
Durata			Fronte	Retro
			Sinistra	Destra

Gravità									
1	2	3	4	5	6	7	8	9	10

Energia
☆ ☆ ☆ ☆ ☆

Attività
☆ ☆ ☆ ☆ ☆

Dormire
☆ ☆ ☆ ☆ ☆

Altri sintomi	Trigger	Misure di soccorso

Commenti

Libro di bordo del dolore

Data :-		Lun	Mar	Mer	Gio	Ven	Sab	Dom

Area del dolore

Inizio	Fine

Durata

Sito del corpo	
Fronte	Retro
Sinistra	Destra

Gravità									
1	2	3	4	5	6	7	8	9	10

Inizio	Fine

Durata

Sito del corpo	
Fronte	Retro
Sinistra	Destra

Gravità									
1	2	3	4	5	6	7	8	9	10

Energia
☆ ☆ ☆ ☆ ☆

Attività
☆ ☆ ☆ ☆ ☆

Dormire
☆ ☆ ☆ ☆ ☆

Inizio	Fine

Durata

Sito del corpo	
Fronte	Retro
Sinistra	Destra

Gravità									
1	2	3	4	5	6	7	8	9	10

Altri sintomi	Trigger	Misure di soccorso

Commenti

Libro di bordo del dolore

Data :-		Lun	Mar	Mer	Gio	Ven	Sab	Dom

Area del dolore

Inizio	Fine

Durata

Sito del corpo

Fronte	Retro
Sinistra	Destra

Gravità									
1	2	3	4	5	6	7	8	9	10

Inizio	Fine

Durata

Sito del corpo

Fronte	Retro
Sinistra	Destra

Gravità									
1	2	3	4	5	6	7	8	9	10

Inizio	Fine

Durata

Sito del corpo

Fronte	Retro
Sinistra	Destra

Gravità									
1	2	3	4	5	6	7	8	9	10

Energia
☆ ☆ ☆ ☆ ☆

Attività
☆ ☆ ☆ ☆ ☆

Dormire
☆ ☆ ☆ ☆ ☆

Altri sintomi	Trigger	Misure di soccorso

Commenti

Libro di bordo del dolore

Data :-		Lun	Mar	Mer	Gio	Ven	Sab	Dom

Area del dolore

Inizio	Fine

Durata

Sito del corpo	
Fronte	Retro
Sinistra	Destra

Gravità									
1	2	3	4	5	6	7	8	9	10

Inizio	Fine

Durata

Sito del corpo	
Fronte	Retro
Sinistra	Destra

Gravità									
1	2	3	4	5	6	7	8	9	10

Inizio	Fine

Durata

Sito del corpo	
Fronte	Retro
Sinistra	Destra

Energia
☆ ☆ ☆ ☆ ☆

Attività
☆ ☆ ☆ ☆ ☆

Dormire
☆ ☆ ☆ ☆ ☆

Gravità									
1	2	3	4	5	6	7	8	9	10

Altri sintomi	Trigger	Misure di soccorso

Commenti

Libro di bordo del dolore

Data :-	Lun	Mar	Mer	Gio	Ven	Sab	Dom

Area del dolore

Inizio	Fine

Durata

Sito del corpo

Fronte	Retro
Sinistra	Destra

Gravità

1	2	3	4	5	6	7	8	9	10

Inizio	Fine

Durata

Sito del corpo

Fronte	Retro
Sinistra	Destra

Gravità

1	2	3	4	5	6	7	8	9	10

Inizio	Fine

Durata

Sito del corpo

Fronte	Retro
Sinistra	Destra

Gravità

1	2	3	4	5	6	7	8	9	10

Energia
☆ ☆ ☆ ☆ ☆

Attività
☆ ☆ ☆ ☆ ☆

Dormire
☆ ☆ ☆ ☆ ☆

Altri sintomi	Trigger	Misure di soccorso

Commenti

Libro di bordo del dolore

Data :-	Lun	Mar	Mer	Gio	Ven	Sab	Dom

Area del dolore

Inizio	Fine		Sito del corpo	
Durata			Fronte	Retro
			Sinistra	Destra

Gravità									
1	2	3	4	5	6	7	8	9	10

Inizio	Fine		Sito del corpo	
Durata			Fronte	Retro
			Sinistra	Destra

Gravità									
1	2	3	4	5	6	7	8	9	10

Inizio	Fine		Sito del corpo	
Durata			Fronte	Retro
			Sinistra	Destra

Gravità									
1	2	3	4	5	6	7	8	9	10

Energia
☆ ☆ ☆ ☆ ☆

Attività
☆ ☆ ☆ ☆ ☆

Dormire
☆ ☆ ☆ ☆ ☆

Altri sintomi	Trigger	Misure di soccorso

Commenti

Libro di bordo del dolore

Data :-	Lun	Mar	Mer	Gio	Ven	Sab	Dom

Area del dolore

Inizio	Fine	Sito del corpo	
Durata		Fronte	Retro
		Sinistra	Destra

Gravità									
1	2	3	4	5	6	7	8	9	10

Inizio	Fine	Sito del corpo	
Durata		Fronte	Retro
		Sinistra	Destra

Gravità									
1	2	3	4	5	6	7	8	9	10

Inizio	Fine	Sito del corpo	
Durata		Fronte	Retro
		Sinistra	Destra

Gravità									
1	2	3	4	5	6	7	8	9	10

Energia
☆ ☆ ☆ ☆ ☆

Attività
☆ ☆ ☆ ☆ ☆

Dormire
☆ ☆ ☆ ☆ ☆

Altri sintomi	Trigger	Misure di soccorso

Commenti

Libro di bordo del dolore

Data :-		Lun	Mar	Mer	Gio	Ven	Sab	Dom

Area del dolore

Inizio	Fine

Durata

Sito del corpo	
Fronte	Retro
Sinistra	Destra

Gravità									
1	2	3	4	5	6	7	8	9	10

Inizio	Fine

Durata

Sito del corpo	
Fronte	Retro
Sinistra	Destra

Gravità									
1	2	3	4	5	6	7	8	9	10

Inizio	Fine

Durata

Sito del corpo	
Fronte	Retro
Sinistra	Destra

Gravità									
1	2	3	4	5	6	7	8	9	10

Energia
☆ ☆ ☆ ☆ ☆

Attività
☆ ☆ ☆ ☆ ☆

Dormire
☆ ☆ ☆ ☆ ☆

Altri sintomi	Trigger	Misure di soccorso

Commenti

Libro di bordo del dolore

Data :-		Lun	Mar	Mer	Gio	Ven	Sab	Dom

Area del dolore

Inizio	Fine

Durata

Sito del corpo	
Fronte	Retro
Sinistra	Destra

Gravità									
1	2	3	4	5	6	7	8	9	10

Inizio	Fine

Durata

Sito del corpo	
Fronte	Retro
Sinistra	Destra

Gravità									
1	2	3	4	5	6	7	8	9	10

Inizio	Fine

Durata

Sito del corpo	
Fronte	Retro
Sinistra	Destra

Gravità									
1	2	3	4	5	6	7	8	9	10

Energia
☆ ☆ ☆ ☆ ☆

Attività
☆ ☆ ☆ ☆ ☆

Dormire
☆ ☆ ☆ ☆ ☆

Altri sintomi	Trigger	Misure di soccorso

Commenti

Libro di bordo del dolore

Data :-		Lun	Mar	Mer	Gio	Ven	Sab	Dom

Area del dolore

Inizio	Fine

Durata

Sito del corpo

Fronte	Retro
Sinistra	Destra

Gravità									
1	2	3	4	5	6	7	8	9	10

Inizio	Fine

Durata

Sito del corpo

Fronte	Retro
Sinistra	Destra

Gravità									
1	2	3	4	5	6	7	8	9	10

Inizio	Fine

Durata

Sito del corpo

Fronte	Retro
Sinistra	Destra

Gravità									
1	2	3	4	5	6	7	8	9	10

Energia
☆ ☆ ☆ ☆ ☆

Attività
☆ ☆ ☆ ☆ ☆

Dormire
☆ ☆ ☆ ☆ ☆

Altri sintomi	Trigger	Misure di soccorso

Commenti

Libro di bordo del dolore

Data :-		Lun	Mar	Mer	Gio	Ven	Sab	Dom

Area del dolore

Inizio	Fine

Durata

Sito del corpo

Fronte	Retro
Sinistra	Destra

Gravità
1	2	3	4	5	6	7	8	9	10

Inizio	Fine

Durata

Sito del corpo

Fronte	Retro
Sinistra	Destra

Gravità
1	2	3	4	5	6	7	8	9	10

Inizio	Fine

Durata

Sito del corpo

Fronte	Retro
Sinistra	Destra

Gravità
1	2	3	4	5	6	7	8	9	10

Energia
☆ ☆ ☆ ☆ ☆

Attività
☆ ☆ ☆ ☆ ☆

Dormire
☆ ☆ ☆ ☆ ☆

Altri sintomi	Trigger	Misure di soccorso

Commenti

Libro di bordo del dolore

Data :-		Lun	Mar	Mer	Gio	Ven	Sab	Dom

Area del dolore

Episodio 1

Inizio	Fine

Durata

Sito del corpo	
Fronte	Retro
Sinistra	Destra

Gravità									
1	2	3	4	5	6	7	8	9	10

Episodio 2

Inizio	Fine

Durata

Sito del corpo	
Fronte	Retro
Sinistra	Destra

Gravità									
1	2	3	4	5	6	7	8	9	10

Episodio 3

Inizio	Fine

Durata

Sito del corpo	
Fronte	Retro
Sinistra	Destra

Gravità									
1	2	3	4	5	6	7	8	9	10

Energia
☆ ☆ ☆ ☆ ☆

Attività
☆ ☆ ☆ ☆ ☆

Dormire
☆ ☆ ☆ ☆ ☆

Altri sintomi	Trigger	Misure di soccorso

Commenti

Libro di bordo del dolore

Data :-		Lun	Mar	Mer	Gio	Ven	Sab	Dom

Area del dolore

Inizio	Fine		Sito del corpo	
Durata			Fronte	Retro
			Sinistra	Destra

Gravità									
1	2	3	4	5	6	7	8	9	10

Inizio	Fine		Sito del corpo	
Durata			Fronte	Retro
			Sinistra	Destra

Gravità									
1	2	3	4	5	6	7	8	9	10

Inizio	Fine		Sito del corpo	
Durata			Fronte	Retro
			Sinistra	Destra

Gravità									
1	2	3	4	5	6	7	8	9	10

Energia
☆ ☆ ☆ ☆ ☆

Attività
☆ ☆ ☆ ☆ ☆

Dormire
☆ ☆ ☆ ☆ ☆

Altri sintomi	Trigger	Misure di soccorso

Commenti

Libro di bordo del dolore

Data :-		Lun	Mar	Mer	Gio	Ven	Sab	Dom

Area del dolore

Inizio	Fine

Durata

Sito del corpo	
Fronte	Retro
Sinistra	Destra

Gravità									
1	2	3	4	5	6	7	8	9	10

Inizio	Fine

Durata

Sito del corpo	
Fronte	Retro
Sinistra	Destra

Gravità									
1	2	3	4	5	6	7	8	9	10

Inizio	Fine

Durata

Sito del corpo	
Fronte	Retro
Sinistra	Destra

Gravità									
1	2	3	4	5	6	7	8	9	10

Energia
☆ ☆ ☆ ☆ ☆

Attività
☆ ☆ ☆ ☆ ☆

Dormire
☆ ☆ ☆ ☆ ☆

Altri sintomi	Trigger	Misure di soccorso

Commenti

Libro di bordo del dolore

Data :-	Lun	Mar	Mer	Gio	Ven	Sab	Dom

Area del dolore

Inizio	Fine

Durata

Sito del corpo	
Fronte	Retro
Sinistra	Destra

Gravità									
1	2	3	4	5	6	7	8	9	10

Inizio	Fine

Durata

Sito del corpo	
Fronte	Retro
Sinistra	Destra

Gravità									
1	2	3	4	5	6	7	8	9	10

Inizio	Fine

Durata

Sito del corpo	
Fronte	Retro
Sinistra	Destra

Gravità									
1	2	3	4	5	6	7	8	9	10

Energia
☆ ☆ ☆ ☆ ☆

Attività
☆ ☆ ☆ ☆ ☆

Dormire
☆ ☆ ☆ ☆ ☆

Altri sintomi	Trigger	Misure di soccorso

Commenti

Libro di bordo del dolore

Data :-		Lun	Mar	Mer	Gio	Ven	Sab	Dom

Area del dolore

Inizio	Fine

Durata

Sito del corpo	
Fronte	Retro
Sinistra	Destra

Gravità									
1	2	3	4	5	6	7	8	9	10

Inizio	Fine

Durata

Sito del corpo	
Fronte	Retro
Sinistra	Destra

Gravità									
1	2	3	4	5	6	7	8	9	10

Inizio	Fine

Durata

Sito del corpo	
Fronte	Retro
Sinistra	Destra

Gravità									
1	2	3	4	5	6	7	8	9	10

Energia
☆ ☆ ☆ ☆ ☆

Attività
☆ ☆ ☆ ☆ ☆

Dormire
☆ ☆ ☆ ☆ ☆

Altri sintomi	Trigger	Misure di soccorso

Commenti

Libro di bordo del dolore

Data :-		Lun	Mar	Mer	Gio	Ven	Sab	Dom

Area del dolore

Inizio	Fine		Sito del corpo	
Durata			Fronte	Retro
			Sinistra	Destra

Gravità									
1	2	3	4	5	6	7	8	9	10

Inizio	Fine		Sito del corpo	
Durata			Fronte	Retro
			Sinistra	Destra

Gravità									
1	2	3	4	5	6	7	8	9	10

Inizio	Fine		Sito del corpo	
Durata			Fronte	Retro
			Sinistra	Destra

Gravità									
1	2	3	4	5	6	7	8	9	10

Energia
☆ ☆ ☆ ☆ ☆

Attività
☆ ☆ ☆ ☆ ☆

Dormire
☆ ☆ ☆ ☆ ☆

Altri sintomi	Trigger	Misure di soccorso

Commenti

Libro di bordo del dolore

Data :-		Lun	Mar	Mer	Gio	Ven	Sab	Dom

Area del dolore

Inizio	Fine

Durata

Sito del corpo

Fronte	Retro
Sinistra	Destra

Gravità									
1	2	3	4	5	6	7	8	9	10

Inizio	Fine

Durata

Sito del corpo

Fronte	Retro
Sinistra	Destra

Gravità									
1	2	3	4	5	6	7	8	9	10

Inizio	Fine

Durata

Sito del corpo

Fronte	Retro
Sinistra	Destra

Gravità									
1	2	3	4	5	6	7	8	9	10

Energia
☆ ☆ ☆ ☆ ☆

Attività
☆ ☆ ☆ ☆ ☆

Dormire
☆ ☆ ☆ ☆ ☆

Altri sintomi	Trigger	Misure di soccorso

Commenti

Libro di bordo del dolore

Data :-		Lun	Mar	Mer	Gio	Ven	Sab	Dom

Area del dolore

Energia
☆ ☆ ☆ ☆ ☆

Attività
☆ ☆ ☆ ☆ ☆

Dormire
☆ ☆ ☆ ☆ ☆

Inizio	Fine

Durata

Sito del corpo	
Fronte	Retro
Sinistra	Destra

Gravità
1	2	3	4	5	6	7	8	9	10

Inizio	Fine

Durata

Sito del corpo	
Fronte	Retro
Sinistra	Destra

Gravità
1	2	3	4	5	6	7	8	9	10

Inizio	Fine

Durata

Sito del corpo	
Fronte	Retro
Sinistra	Destra

Gravità
1	2	3	4	5	6	7	8	9	10

Altri sintomi	Trigger	Misure di soccorso

Commenti

Libro di bordo del dolore

Data :-		Lun	Mar	Mer	Gio	Ven	Sab	Dom

Area del dolore

Inizio	Fine

Durata

Sito del corpo	
Fronte	Retro
Sinistra	Destra

Gravità									
1	2	3	4	5	6	7	8	9	10

Inizio	Fine

Durata

Sito del corpo	
Fronte	Retro
Sinistra	Destra

Gravità									
1	2	3	4	5	6	7	8	9	10

Inizio	Fine

Durata

Sito del corpo	
Fronte	Retro
Sinistra	Destra

Gravità									
1	2	3	4	5	6	7	8	9	10

Energia
☆ ☆ ☆ ☆ ☆

Attività
☆ ☆ ☆ ☆ ☆

Dormire
☆ ☆ ☆ ☆ ☆

Altri sintomi	Trigger	Misure di soccorso

Commenti

Libro di bordo del dolore

Data :-	Lun	Mar	Mer	Gio	Ven	Sab	Dom

Area del dolore

Inizio	Fine		Sito del corpo	
Durata			Fronte	Retro
			Sinistra	Destra

Gravità									
1	2	3	4	5	6	7	8	9	10

Inizio	Fine		Sito del corpo	
Durata			Fronte	Retro
			Sinistra	Destra

Gravità									
1	2	3	4	5	6	7	8	9	10

Inizio	Fine		Sito del corpo	
Durata			Fronte	Retro
			Sinistra	Destra

Gravità									
1	2	3	4	5	6	7	8	9	10

Energia
☆ ☆ ☆ ☆ ☆

Attività
☆ ☆ ☆ ☆ ☆

Dormire
☆ ☆ ☆ ☆ ☆

Altri sintomi	Trigger	Misure di soccorso

Commenti

Libro di bordo del dolore

Data :-		Lun	Mar	Mer	Gio	Ven	Sab	Dom

Area del dolore

Inizio	Fine

Durata

Sito del corpo	
Fronte	Retro
Sinistra	Destra

Gravità									
1	2	3	4	5	6	7	8	9	10

Inizio	Fine

Durata

Sito del corpo	
Fronte	Retro
Sinistra	Destra

Gravità									
1	2	3	4	5	6	7	8	9	10

Inizio	Fine

Durata

Sito del corpo	
Fronte	Retro
Sinistra	Destra

Gravità									
1	2	3	4	5	6	7	8	9	10

Energia
☆ ☆ ☆ ☆ ☆

Attività
☆ ☆ ☆ ☆ ☆

Dormire
☆ ☆ ☆ ☆ ☆

Altri sintomi	Trigger	Misure di soccorso

Commenti

Libro di bordo del dolore

Data :-	Lun	Mar	Mer	Gio	Ven	Sab	Dom

Area del dolore

Inizio	Fine

Durata

Sito del corpo

Fronte	Retro
Sinistra	Destra

Gravità									
1	2	3	4	5	6	7	8	9	10

Inizio	Fine

Durata

Sito del corpo

Fronte	Retro
Sinistra	Destra

Gravità									
1	2	3	4	5	6	7	8	9	10

Inizio	Fine

Durata

Sito del corpo

Fronte	Retro
Sinistra	Destra

Gravità									
1	2	3	4	5	6	7	8	9	10

Energia
☆ ☆ ☆ ☆ ☆

Attività
☆ ☆ ☆ ☆ ☆

Dormire
☆ ☆ ☆ ☆ ☆

Altri sintomi	Trigger	Misure di soccorso

Commenti

Libro di bordo del dolore

Data :-		Lun	Mar	Mer	Gio	Ven	Sab	Dom

Area del dolore

Inizio	Fine		Sito del corpo	
Durata			Fronte	Retro
			Sinistra	Destra

Gravità									
1	2	3	4	5	6	7	8	9	10

Inizio	Fine		Sito del corpo	
Durata			Fronte	Retro
			Sinistra	Destra

Gravità									
1	2	3	4	5	6	7	8	9	10

Energia
☆ ☆ ☆ ☆ ☆

Attività
☆ ☆ ☆ ☆ ☆

Dormire
☆ ☆ ☆ ☆ ☆

Inizio	Fine		Sito del corpo	
Durata			Fronte	Retro
			Sinistra	Destra

Gravità									
1	2	3	4	5	6	7	8	9	10

Altri sintomi	Trigger	Misure di soccorso

Commenti

Libro di bordo del dolore

Data :-		Lun	Mar	Mer	Gio	Ven	Sab	Dom

Area del dolore

Sito del corpo

Inizio	Fine

Durata

Sito del corpo	
Fronte	Retro
Sinistra	Destra

Gravità									
1	2	3	4	5	6	7	8	9	10

Inizio	Fine

Durata

Sito del corpo	
Fronte	Retro
Sinistra	Destra

Gravità									
1	2	3	4	5	6	7	8	9	10

Energia
☆ ☆ ☆ ☆ ☆

Attività
☆ ☆ ☆ ☆ ☆

Dormire
☆ ☆ ☆ ☆ ☆

Inizio	Fine

Durata

Sito del corpo	
Fronte	Retro
Sinistra	Destra

Gravità									
1	2	3	4	5	6	7	8	9	10

Altri sintomi	Trigger	Misure di soccorso

Commenti

Libro di bordo del dolore

Data :-		Lun	Mar	Mer	Gio	Ven	Sab	Dom

Area del dolore

Inizio	Fine

Durata

Sito del corpo

Fronte	Retro
Sinistra	Destra

Gravità									
1	2	3	4	5	6	7	8	9	10

Inizio	Fine

Durata

Sito del corpo

Fronte	Retro
Sinistra	Destra

Gravità									
1	2	3	4	5	6	7	8	9	10

Inizio	Fine

Durata

Sito del corpo

Fronte	Retro
Sinistra	Destra

Gravità									
1	2	3	4	5	6	7	8	9	10

Energia
☆ ☆ ☆ ☆ ☆

Attività
☆ ☆ ☆ ☆ ☆

Dormire
☆ ☆ ☆ ☆ ☆

Altri sintomi	Trigger	Misure di soccorso

Commenti

Libro di bordo del dolore

Data :-		Lun	Mar	Mer	Gio	Ven	Sab	Dom

Area del dolore

Inizio	Fine		Sito del corpo	
Durata			Fronte	Retro
			Sinistra	Destra

Gravità									
1	2	3	4	5	6	7	8	9	10

Inizio	Fine		Sito del corpo	
Durata			Fronte	Retro
			Sinistra	Destra

Gravità									
1	2	3	4	5	6	7	8	9	10

Inizio	Fine		Sito del corpo	
Durata			Fronte	Retro
			Sinistra	Destra

Gravità									
1	2	3	4	5	6	7	8	9	10

Energia
☆ ☆ ☆ ☆ ☆

Attività
☆ ☆ ☆ ☆ ☆

Dormire
☆ ☆ ☆ ☆ ☆

Altri sintomi	Trigger	Misure di soccorso

Commenti

Libro di bordo del dolore

Data :-		Lun	Mar	Mer	Gio	Ven	Sab	Dom

Area del dolore

Inizio	Fine

Durata

Sito del corpo	
Fronte	Retro
Sinistra	Destra

Gravità									
1	2	3	4	5	6	7	8	9	10

Inizio	Fine

Durata

Sito del corpo	
Fronte	Retro
Sinistra	Destra

Gravità									
1	2	3	4	5	6	7	8	9	10

Inizio	Fine

Durata

Sito del corpo	
Fronte	Retro
Sinistra	Destra

Gravità									
1	2	3	4	5	6	7	8	9	10

Energia
☆ ☆ ☆ ☆ ☆

Attività
☆ ☆ ☆ ☆ ☆

Dormire
☆ ☆ ☆ ☆ ☆

Altri sintomi	Trigger	Misure di soccorso

Commenti

www.ingramcontent.com/pod-product-compliance
Lightning Source LLC
LaVergne TN
LVHW012119070526
838202LV00056B/5787